BEI GRIN MACHT SICH IHR WISSEN BEZAHLT

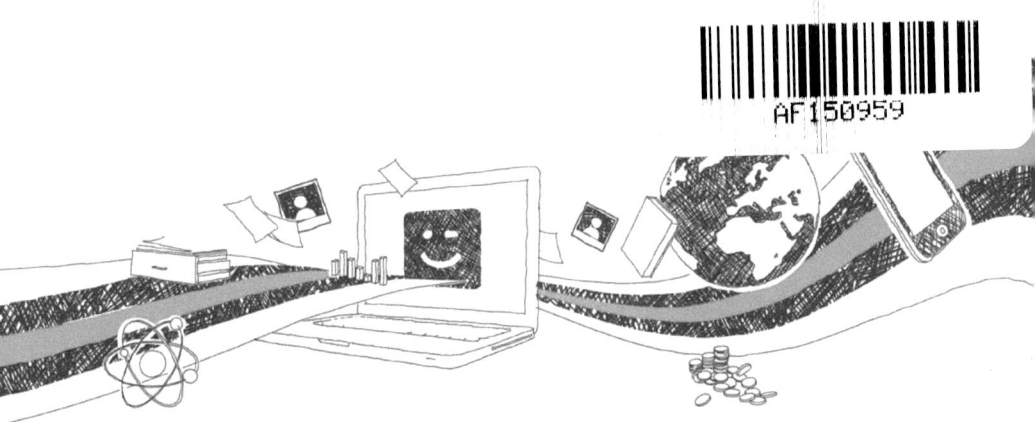

- Wir veröffentlichen Ihre Hausarbeit,
  Bachelor- und Masterarbeit

- Ihr eigenes eBook und Buch -
  weltweit in allen wichtigen Shops

- Verdienen Sie an jedem Verkauf

Jetzt bei www.GRIN.com hochladen
und kostenlos publizieren

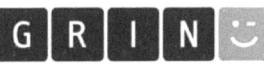

Katrin Lutz

Mindestmengen - ein Regulierungsinstrument zur Qualitätssicherung?

Patientensicherheit und Qualität

GRIN Verlag

Bibliografische Information der Deutschen Nationalbibliothek:

Die Deutsche Bibliothek verzeichnet diese Publikation in der Deutschen National-
bibliografie; detaillierte bibliografische Daten sind im Internet über http://dnb.d-
nb.de/ abrufbar.

Impressum:

Copyright © 2010 GRIN Verlag GmbH
Druck und Bindung: Books on Demand GmbH, Norderstedt Germany
ISBN: 978-3-640-76510-2

Dieses Buch bei GRIN:

http://www.grin.com/de/e-book/160090/mindestmengen-ein-regulierungsinstrument-
zur-qualitaetssicherung

GRIN - Your knowledge has value

Der GRIN Verlag publiziert seit 1998 wissenschaftliche Arbeiten von Studenten, Hochschullehrern und anderen Akademikern als eBook und gedrucktes Buch. Die Verlagswebsite www.grin.com ist die ideale Plattform zur Veröffentlichung von Hausarbeiten, Abschlussarbeiten, wissenschaftlichen Aufsätzen, Dissertationen und Fachbüchern.

Besuchen Sie uns im Internet:

http://www.grin.com/

http://www.facebook.com/grincom

http://www.twitter.com/grin_com

Hochschule Kempten
Fakultät Betriebs-, Sozial und Tourismuswirtschaft
Bachelorstudiengang Sozialwirtschaft

Schwerpunkt Gesundheit
Prüfungsfach Gesundheit und Gesellschaft
Sommersemester 2010

Generalthema
Patientensicherheit und Qualität

Studienarbeit zum Thema
Mindestmengen

eingereicht von:

Katrin Lutz
6. Semester
Matrikelnummer:

Datum der Abgabe: 17.06.2010

INHALTSVERZEICHNIS

Mindestmengen – ein Regulierungsinstrument zur Qualitätssicherung?

In der Umgangssprache beschreibt der Ausdruck „Übung macht den Meister" den Zusammenhang zwischen der Erfahrung und dem Ergebnis einer bestimmten Leistung. Man könnte also auf Grund dieses plausiblen, monokausalen Zusammenhangs zwischen Leistungsmenge und Qualität im täglichen Leben vermuten, dass Ärzte bzw. Ärztinnen und Krankenhäuser mit einem größeren Behandlungsvolumen ab einer bestimmten Anzahl erbrachter Eingriffe bessere Ergebnisse in diesem Bereich erziehen als andere (Rathmann/Windeler 2002, S. 8). In diesem Zusammenhang kommt die Frage auf, ob durch Mindestmengen für medizinische Leistungen eine nachweisbare Verbesserung der Qualität erreicht werden kann.

Die Verbesserung der Qualität der medizinischen Versorgung ist, neben der Kostendämpfung, das Ziel unzähliger Initiativen und Reformen der Gesundheitssysteme durch nationale Qualitätsprogramme in den industrialisierten Gesellschaften geworden (Busse/Velasco-Garrido 2004, S. 10). Der Bundesgesetzgeber hat aus diesem Anlass verschiedene Bestimmungen im neunten Abschnitt des SGB V zur „Sicherung der Qualität der Leistungserbringung" festgelegt. Ein Instrument zur Qualitätssicherung in den Krankenhäusern sollen die sogenannten Mindestmengen sein. Unter Mindestmengen werden im medizinischen Bereich festgelegte zahlenmäßige Mengen von planbaren Leistungen verstanden, die ein Arzt bzw. eine Ärztin oder ein Krankenhaus in einem Jahr mindestens erbringen muss, um diese weiterhin erbringen zu dürfen. Dabei handelt es sich um Eingriffe, die ein hohes Maß an Routine und/oder manueller Fertigkeit erfordern (KBV-Qualitätsbericht 2009, S. 89). Seit dem 1. Januar 2004 gelten in Deutschland konkrete Mindestmengen für eine Reihe von Operationen im stationären Krankenhausbereich. Für den Bereich der ambulanten Versorgung im Krankenhaus ist zum 30. April 2008 eine Mindestmengenregelung für bestimmte Leistungen und Behandlungen in Kraft getreten.

In der vorliegenden Studienarbeit soll der Frage nachgegangen werden, wie geschätzte Mengenrestriktionen, eine flächendeckende Versorgung und ein hoher Qualitätsanspruch in Einklang gebracht werden können. Inwieweit politische Interessen dabei eine Rolle spielen, wird versucht auf den folgenden Seiten aufzudecken. Zu Beginn der Arbeit werden die gesetzlichen Grundlagen für die Einführung der Mindestmengen dargestellt und einer rechtlichen Bewertung im Hinblick auf die Gesetzgebungs- und Ausgestaltungszuständigkeiten unterzogen. Im Anschluss an die wissenschaftlichen Forschungsergebnisse zum Zusammenhang von Behandlungsmenge und Ergebnisqualität, wird die Mindestmengenvereinbarung für den stationären Bereich vorgestellt und ihre Entwicklung bis heute aufgezeigt. Anknüpfend daran wird auf die Ergebnisse der zweijährigen Begleitforschung eingegangen, die von Beginn an die Auswirkungen der Mindestmengen in der stationären Krankenhausversorgung untersucht hat. Abschließend wird dazu Stellung genommen, ob Mindestmengen als Qualitätsinstrument für den Krankenhausbereich angesehen werden können.

3

1. Gesetzliche Grundlagen und Zuständigkeiten

1.1. Historische Entwicklung der gesetzlichen Grundlagen

Mit dem Gesundheitsreformgesetz wurde schon 1989 die Verpflichtung zur Teilnahme an Maßnahmen zur „Qualitätssicherung bei zugelassenen Krankenhäusern"[1] im § 137 SGB V verankert, welche jedoch keine große Wirkung zeigte. Im Zuge der Gesundheitsreform im Jahr 2000 wurden die Leistungserbringer in der stationären Krankenhausversorgung verpflichtet, sich an einer externen, vergleichenden Qualitätssicherung zu beteiligen. Das Fallpauschalengesetz (FPG) vom 23.04.2002 hat neben dem Krankenhausentgeltgesetz (KHEntgG) mit den Details zur Umstellung der Krankenhausvergütung auf Fallpauschalen zwei weitere, sehr relevante Ergänzungen im § 137 SBG V eingeführt. Mit ihnen wurden die Krankenhäuser verpflichtet, erstmals für das Jahr 2004, einheitlich strukturierte Qualitätsberichte im Abstand von zwei Jahren vorzulegen und veröffentlichen zu lassen (Busse/Velasco-Garrido 2004, S. 10). Darüber hinaus sollen Mindestmengen dafür sorgen, dass die Behandlung bestimmter planbarer Leistungen nur noch in Krankenhäusern mit größerer Erfahrung stattfindet und somit zu einer Verbesserung der Ergebnisqualität führt. Das Ziel war, trotz einschneidender Veränderungen durch das KHEntgG im Vergütungsbereich, die Qualität der Behandlung weiter abzusichern (Blum u.a. 2009, S. 105).

Mit § 137 Abs. 1 Satz 3 Nr. 3 SGB V[2] wurde die gemeinsame Selbstverwaltung im Gesundheitswesen, bestehend aus den Spitzenverbänden der gesetzlichen Krankenkassen (GKV) und dem Verband der privaten Krankenversicherung (PKV) auf der einen Seite und der Deutschen Krankenhausgesellschaft (DKG) auf der anderen Seite aufgefordert, Mindestmengen für planbare Eingriffe im Krankenhaus festzulegen (Böcker 2009, S. 40). Nach dieser Gesetzesgrundlage hatten die Partner der gemeinsamen Selbstverwaltung unter Beteiligung der Bundesärztekammer (BÄK) und dem Deutschen Pflegerat (DPR) als Vertretung der Berufsorganisationen der Krankenpflegeberufe „einen Katalog planbarer Leistungen nach den §§ 17 und 17 b Krankenhausfinanzierungsgesetzes (KHG) [zu formulieren], bei denen die Qualität des Behandlungsergebnisses in besonderem Maße von der Menge der erbrachten Leistungen abhängig ist, Mindestmengen für die jeweiligen Leistungen je Arzt oder Krankenhaus [festzusetzen] und Ausnahmetatbestände [zu definieren]." Durch das GKV-Modernisierungsgesetz (GMG) wurde die Zuständigkeit für die Weiterentwicklung der Mindestmengenvereinbarung an den zum 1. Januar 2004 neu geschaffenen Gemeinsamen Bundesausschuss (G-BA)[3] übertragen, der die Aufgaben der bis dahin tätigen unterschiedlichen Ausschüsse der gemeinsamen Selbstverwaltung

---

[1] in der ab 01.07.2008 geltenden Fassung „Richtlinien und Beschlüsse zur Qualitätssicherung"
[2] in der ab 01.07.2008 geltenden Fassung Abs. 3 Satz 1 Nr. 2
[3] Der G-BA steht unter der Rechtsaufsicht des Bundesministeriums für Gesundheit, ist aber keine ihm nachgeordnete Behörde. Derzeit setzt sich der G-BA nach § 91 SGB V neben den unparteiischen Vorsitzenden und zwei unparteiischen Mitgliedern aus dem Spitzenverband Bund der Krankenkassen und den Leistungserbringern (DKG, KBV und KZBV) mit jeweils fünf Mitglieder zusammen.

übernahm und innerhalb des gesundheitspolitischen Rahmens einheitliche und verbindliche Vorgaben für die konkrete Umsetzung in die Praxis beschließt (Bronner 2009, S. 211 f.).

Auch in den benachbarten Versorgungsbereich „ambulante Versorgung im Krankenhaus" haben die Mindestmengen inzwischen Einzug gehalten. Am 21. Februar 2008 beschloss der G-BA eine Erweiterung der Richtlinie über die „ambulante Behandlung im Krankenhaus nach § 116b SGB V" um eine Mindestmengenregelung (§ 6). Demnach darf ein Krankenhaus bestimmte hochspezialisierte Leistungen, seltene Erkrankungen und Erkrankungen mit besonderem Krankheitsverlauf im ambulanten Bereich nur erbringen bzw. behandeln, wenn jedes Jahr die geforderte Anzahl erreicht wird (Böcker 2009, S. 41). Die folgenden Ausführungen beschränken sich jedoch auf die Mindestmengen in der stationären Krankenhausversorgung.

1.2. Differenzen in den Gesetzgebungszuständigkeiten

Beurteilt man die gesetzliche Grundlage der Mindestmengen im § 137 SGB V unter rechtlichen Gesichtspunkten, fällt auf, dass Mindestmengen mehr sind als Instrumente der Qualitätssicherung. Ruth Schimmelpfeng-Schütte ist der Auffassung, dass der Gesetzgeber mit den Mindestmengen ein Instrument der Krankenhausplanung geschaffen hat.

Nach Art. 74 Abs. 1 Nr. 19a GG fällt die wirtschaftliche Sicherung der Krankenhäuser in den Bereich der konkurrierenden Gesetzgebung. Demnach haben die Länder die Befugnis zur Gesetzgebung, solange und soweit der Bund nicht von seiner Gesetzgebungskompetenz Gebrauch macht (Art. 72 Abs. 1 GG). Der Bund hat, indem er das KHG erlassen hat, von seiner Zuständigkeit Gebrauch gemacht. Zweck des KHG ist die „wirtschaftliche Sicherung der Krankenhäuser, um eine bedarfsgerechte Versorgung der Bevölkerung mit leistungsfähigen, eigenverantwortlich wirtschaftenden Krankenhäusern zu gewährleisten [...]" (§ 1 Abs. 1 KHG). Nach § 6 Abs. 1 KHG haben die Länder zur Verwirklichung dieser Ziele Krankenhauspläne und Investitionsprogramme aufzustellen. Es ist demnach ausdrücklich Sache der Länder, den Bedarf an Krankenhäusern durch die Aufstellung von Krankenhausplänen zu sichern.

Durch die Regelung im § 137 Abs. 3 Satz 1 Nr. 2 SGB V hat der Gesetzgeber die Planungshoheit der Länder verletzt. Die Länder werden in ihrer Planung erheblich eingeschränkt, wenn Krankenhäuser die erforderlichen Mindestmengen voraussichtlich nicht erreichen und bestimmte Leistungen auf Grund von Satz 2 nicht mehr erbringen dürfen. Um diesen Einschnitt in die Kompetenzen der Länder abzufedern, hat der Gesetzgeber in Abs. 3 Satz 3 die Nichtanwendung von Satz 2 geregelt, wenn eine Gefährdung der flächendeckenden Versorgung für die Bevölkerung bestehen könnte. Diese Einschätzung ist von der jeweils für die Krankenhausplanung zuständigen Landesbehörde vorzunehmen. Dies ändert jedoch nichts an den verfassungsrechtlichen Defiziten, da die Planungshoheit der Länder in diesem Fall lediglich auf ein Vetorecht reduziert wird (Schimmelpfeng-Schütte 2006, S. 631 f.).

1.3. Legitimation des Gemeinsamen Bundesausschusses

Wie bereits beschrieben ist der G-BA das oberste Beschlussgremium der gemeinsamen Selbstverwaltung und seit dem 1. Januar 2004 unter anderem dafür zuständig, Vorgaben für die konkrete Umsetzung der Mindestmengen in die Praxis zu erarbeiten. Schimmelpfeng-Schütte zufolge ist der G-BA aber kein Gremium, das zur Regelung der Versorgung mit Krankenhäusern im Bundesgebiet ermächtigt werden kann. Sie betont, dass die Mitglieder des G-BA nicht unmittelbar gewählt oder von einem Amtsträger ernannt werden, dessen Legitimation sich auf das Volk zurückführen lässt. Daher sind die Mitglieder des G-BA ihrer Meinung nach in keiner demokratisch legitimierten Verantwortung und zur Gestaltung der Krankenhausversorgung ungeeignet, da sie keinerlei politische Verantwortung tragen. Der Bund hat den Ländern die Planungshoheit für die Krankenhausplanung unter dem Etikett „Qualitätssicherung" fortgenommen, aber auch selbst keine Verantwortung übernommen, indem er die Regelungskompetenz dem G-BA zugewiesen hat (Ebd. 2006, S. 632 f.).

Mit der Gesundheitsreform des Jahres 2007 (GKV-Wettbewerbsstärkungsgesetz) wurde die bis dahin sektoral organisierte Struktur des G-BA geändert. Seit dem 1. Juli 2008 werden alle Entscheidungen in einem einzigen sektorenübergreifend besetzten Beschlussgremium für ambulante, ärztliche und zahnärztliche sowie stationäre Belange getroffen (Kern 2010, F. 43). DKG-Präsident Kösters kritisiert die Dominanz der Krankenkassen im G-BA, auch wenn diese und die Leistungserbringer zahlenmäßig gleich stark vertreten sind. Die Krankenkassen treten seinen Erfahrungen zufolge fast immer geschlossen auf, während die Leistungserbringer oft starke Interessensunterschiede haben. Zwischenzeitlich versuchen die Kassenärztliche Bundesvereinigung (KBV) und die DKG sich besser abzustimmen, was ihnen aber nicht immer gelingt. Eine entgegengesetzte Meinung vertreten der KBV-Vorsitzende Köhler und der unparteiische Vorsitzende des G-BA Hess. Sie sehen den G-BA als völlig legitimiert an. Köhler sieht die Legitimation durch die Trägerschaft der gemeinsamen Selbstverwaltung bestätigt. Hess betont die Bottom-up-Struktur des G-BA und die ausdrücklichen gesetzlichen Aufträge, wenn es um Einschränkungen im Leistungsrecht geht (Flintrop/Gerst 2010).

Letztlich muss darauf hingewiesen werden, dass der Gesetzgeber versäumt hat die Aufnahme der Mindestmengen in den § 137 SGB V gemäß dem Bestimmtheitsgebot nach Art. 80 Abs. 1 S. 2 GG hinreichend zu konkretisieren. Der G-BA hat somit völlig freie Hand in der Ausgestaltung der Mindestmengenvereinbarung in Bezug auf Inhalt, Zweck und Ausmaß. Die einzige Vorgabe, die der Gesetzgeber für die Einführung von Mindestmengen macht, ist der Hinweis auf „Qualitätssicherung" (Schimmelpfeng-Schütte 2006, S. 632 f.).

2. Mindestmengen in der stationären Krankenhausversorgung

2.1. Mindestmengen als Qualitätsindikator für medizinische Leistungen

In den vergangenen drei Jahrzenten wurden eine Vielzahl von Studien zur möglichen Assoziation von Behandlungsmenge und Behandlungsqualität vorwiegend im anglo-amerikanischen Raum publiziert. Jedoch waren die frühen Untersuchungen in ihrer Aussagefähigkeit erheblich eingeschränkt, weil Unterschiede im Risikoprofil der Patienten bzw. Patientinnen in den verschiedenen Analysen nicht berücksichtigt wurden (Rathmann/Windeler 2002, S. 8).

Deutsche Autoren haben sich vor Einführung der Mindestmengenvereinbarung mit dem Zusammenhang zwischen Behandlungsmenge und -qualität, dem Thema Mindestmengen in der Medizin und den Grundlagen für eine Mindestmengenrichtlinie auseinandergesetzt. Im „Evidenzbericht" des Fachbereichs Evidenz-basierte Medizin des Medizinischen Dienst der Spitzenverbände der Krankenkassen e.V. (MDS) versuchten Wolfgang Rathmann und Jürgen Windeler auf der Grundlage aussagefähiger Untersuchungen, medizinische Behandlungen zu identifizieren, bei denen eine qualitativ hochwertige Untersuchung in einen Zusammenhang mit der Behandlungsmenge und deren Ergebnis gebracht werden kann. Die „Grundlagen eines Vertrags zu Mindestmengen nach § 137 Abs. 1 Satz 3 Nr. 3 SGB V" erarbeitete Martin Hansis vom MDS im Auftrag des Verbands der Angestellten-Krankenkassen e.V. (VdAK)[4]. Max Geraedts von der Heinrich-Heine-Universität erhielt von der BÄK den Auftrag, den im August 2003 vorgelegten Vorschlag des VdAK von Hansis zu definierten Mindestmengen zu bewerten und eine Strategie für einen konstruktiven Umgang mit der Evidenz zu Mindestmengen vorzuschlagen. Seinem Gutachten „Evidenz zur Ableitung von Mindestmengen in der Medizin" zufolge existierte „ein wissenschaftliches Modell, das beweisen konnte, wie die oft beobachtete Assoziation zwischen der Fallzahl einer medizinischen Prozedur auf Seiten einzelner Ärzte bzw. Ärztinnen oder Krankenhäuser mit dem am Patienten ablesbaren Versorgungsergebnis zu erklären ist [...]" bis zur Veröffentlichung des Gutachtens nicht (Geraedts 2003, S. 6).

Rathmann und Windeler kamen auf Grundlage der Ergebnisse hochwertiger Beobachtungsstudien zu folgenden zukunftsträchtigen Ergebnissen. Bei seltenen und risikoreichen onkologisch-chirurgischen Eingriffen wie Tumoren des Pankreas (Bauchspeicheldrüse) und Ösophagus (Speiseröhre) ist die Mortalität in Einrichtungen mit höherem Operationsvolumen geringer. Eine inverse Beziehung zwischen der Behandlungsmenge pro Krankenhaus bzw. pro Arzt/Ärztin und der Mortalität der Patienten und Patientinnen kann bei PTCA (Herzkranzgefäß-Erweiterung), koronarchirurgischen Eingriffen, der Resektion (operative Entfernung) abdominaler Aortenaneurysmen (Ausweitungen der Hauptschlagader) sowie Carotis-

---

[4] ab 01.01.2009 Verband der Ersatzkassen e.V. (vdek) durch Fusion mit dem Arbeiter-Ersatzkassen-Verband (AEV)

endarteriektomien (Verengungen der Halsschlagader) belegt werden. Das selbe gilt für akute Myokardinfarkte (Herzinfarkte). Ein enger Zusammenhang zwischen der Anzahl der durchgeführten Organtransplantationen (Leber, Niere, Herz) pro Zentrum und der Überlebensrate sowie der Funktion des Transplantats konnte nachgewiesen werden.[5] Allerdings kamen auch Rathmann und Windeler abschließend zu der Erkenntnis, dass es keinen generellen Zusammenhang zwischen Behandlungsmenge und -qualität gibt. Aufgrund der methodischen Einschränkungen[6] bei der Untersuchung der vorliegenden Studien, war es ihnen nicht möglich valide Aussagen zu Schwellenwerten zu machen, aus denen sich Mindestmengen für jährliche Behandlungen pro Arzt/Ärztin bzw. pro Einrichtung ableiten lassen (Rathmann/Windeler 2002, S. 42 ff.).

Unter anderem auf Grundlage des „Evidenzberichts" empfiehlt Hansis Mindestmengenvereinbarungen und jährliche Schwellenwerte für die resezierenden Eingriffe beim Ösophagus- und Pankreaskarzinom (5 pro Operateur/Operateurin und 10 pro Krankenhaus), für koronarchirurgische Eingriffe (50 pro Operateur/Operateurin und 100 pro Krankenhaus), für Carotis-TEA (10 pro Operateur/Operateurin und 20 pro Krankenhaus) sowie für PTCA (75 pro Operateur/Operateurin und 150 pro Krankenhaus). Für die beiden letztgenannten Eingriffe wären seiner Auswertung zufolge enorme Umverteilungseffekte für die Versorgungsstruktur zu erwarten, die allerdings nur bei PTCA zu einer Problematik in Notfallsituationen führen würden. Für Organtransplantationen empfiehlt er dringend Mindestmengen festzusetzen (Leber 25, Niere 40, Herz 9 pro Krankenhaus), auch wenn sich die Anzahl der zugelassenen Krankenhäuser drastisch reduzieren würde. Er kommt zu dem Ergebnis, dass für keines der vorstehend genannten Verfahren Argumente der raschen Erreichbarkeit einer Einrichtung oder der ärztlichen Aus- oder Weiterbildung, unter Ausnahme der Eingriffe am Ösophagus, ernsthaft geltend gemacht werden können (Hansis 2003, S. 4 ff.). Obwohl Hansis die Folgen einer Zulassungsbegrenzung möglichst ausführlich versucht darzulegen, können seiner Arbeit keine verbindlichen Nachweise und Begründungen für die vorgeschlagenen Mindestmengen entnommen werden. Er orientiert sich überwiegend an den Studien, die schon im „Evidenzbericht" analysiert wurden und folgert daraus konkrete Empfehlungen für die festzusetzenden Mindestmengen.

Die Ergebnisse aus dem Gutachten von Geraedts stimmen nahezu mit denen aus dem „Evidenzbericht" überein. Seiner Analyse zufolge kann aus der Häufigkeits-Ergebnis-Beziehung eine positive Tendenz für ältere Betroffene oder Hochrisikopatienten und -patientinnen abgeleitet werden, während die Effekte bei Jüngeren weniger bedeutsam sind. Aber auch er unterstreicht die Problematik der methodischen Studienqualität und die Unmöglichkeit der Ableitung konkreter Mindestmengen aus

---

[5] Auf die Darstellung aller Leistungen, bei denen ein inverser Zusammenhang nur vermutet wird bzw. auf Grund von Datendefiziten keine abschließende Aussage möglich ist, wird hier verzichtet.
[6] Darunter fallen sowohl die Reliabilität und Validität der Zielparameter, Volumenindikatoren als auch die Verzerrung durch unterschiedliche Patientencharakteristika.

den vorliegenden Studien. Seiner Auffassung zufolge, kann keiner der Mindestmengen-Vorschläge des VdAK auf der Basis der analysierten Studien als evidenzbasiert, sondern nur als politisch intendiert bezeichnet werden. Er warnt vor einem Versorgungausschluss der Leistungserbringer, die ohne hohe Fallzahlen eine hohe Qualität der Versorgung erbringen sowie vor der Gefahr, die flächendeckende Versorgung für die Patienten und Patientinnen zu verringern. An Stelle einer willkürlichen Festlegung von Mindestmengen empfiehlt Geraedts Mindestmengen nur für Prozeduren mit evidenzbasierten Häufigkeits-Ergebnis-Beziehungen festzulegen, diese Regelungen vorsichtig-konservativ einzuführen und begleitend die Effekte der Mindestmengen zu evaluieren, um daraus Strukturen und Effekte für eine Verbesserung der Versorgungsergebnisse ableiten zu können (Geraedts 2003, S. 25 ff.).

Zusammenfassend zeigen alle Forschungsarbeiten, dass zwar für eine Vielzahl von Prozeduren eine positive Assoziation der Fallzahlen mit dem Ergebnis der Behandlung existiert, man jedoch aus den Studien keine konkreten Schwellenwerte ableiten kann. Darüber hinaus ist die methodische Studienqualität größtenteils unzureichend und die Kausalität der Mengen-Ergebnis-Beziehung bislang nicht beantwortet (Blum u.a. 2008, S. 890).

2.2. Einführung und Überarbeitung der Mindestmengenvereinbarung

Nachdem eine Vereinbarung der Selbstverwaltung lange ausstand, hat der VdAK, wie bereits erwähnt, am 23. August 2003 einen Entwurf für ein „Verfahren bei der Erstellung eines Katalogs planbarer Leistungen [...] gemäß § 137 Abs. 1 Satz 3 Nr. 3 SGB V i.V. mit §§ 17 und 17 b KHG für nach § 108 SGB V zugelassene Krankenhäuser" vorgelegt (Geraedts 2003, S. 5). Auf Grundlage dieses Entwurfs wurde nach intensiven Beratungen und Verhandlungen auf Selbstverwaltungsebene Anfang Dezember 2003 eine Mindestmengenvereinbarung zwischen der GKV, PKV und DKG im Einvernehmen mit der BÄK und dem DPR beschlossen, die am 31.12.2003 in Kraft trat und seitdem fortlaufend durch den G-BA überarbeitet wird. Die Mindestmengenvereinbarung ist in Form einer Richtline für alle nach § 108 SGB V zugelassenen Krankenhäuser verbindlich und birgt die Gefahr eines Ausschlusses von der Leistungserbringung für diejenigen Krankenhäuser, die die erforderliche Mindestmenge bei planbaren Leistungen voraussichtlich nicht erreichen. Um negativen Auswirkungen durch die Mindestmengenvereinbarung möglichst entgegenzuwirken, wurde schon in den Zielen der ersten Fassung der Mindestmengenvereinbarung die Gewährleistung einer angemessenen Versorgungsqualität sowie die kontinuierliche Verbesserung des Versorgungsniveaus und die Sicherstellung einer angemessenen flächendeckenden Versorgung bzw. keine Verschärfung einer bereits bestehenden Unterversorgung festgelegt. Neben diesen und weiteren Rahmenbedingungen wird in § 3 der Mindestmengenvereinbarung die Festlegung eines Leistungskatalogs unter Angabe der Operationen- und Prozedurenschlüssel (OPS) sowie der jeweiligen Mindestmengen je Arzt/Ärztin oder je Krankenhaus (Anlage 1) und eine Auflistung allgemeiner Ausnahmetatbestände zur Durchführung der Eingriffe bei Unterschreitung der Mindesteingriffszahlen (Anlage 2) gefordert.

In Anlage 1 wurden bereits im Jahr 2004 Mindestmengen für fünf Leistungen festgelegt. Zwischenzeitlich wurde die Anlage zwei Mal durch den G-BA überarbeitet und erweitert. Anhand der folgenden Tabelle kann die Entwicklung der Mindestmengen bis heute nachverfolgt werden.

Tabelle: Mindestmengen, Eingriffszahlen (pro Jahr und Krankenhaus) und deren zeitliches Inkrafttreten (in Anlehnung an Blum u.a. 2009, S. 106)

Mindestmenge	Eingriffszahl seit 2004	Eingriffszahl seit 2006	Eingriffszahl seit 2010
Lebertransplantation	10	20	20
Nierentransplantation	20	25	25
komplexe Eingriffe am Organsystem Ösophagus	5 (+5 pro Arzt bzw. Ärztin)	10	10
komplexe Eingriffe am Organsystem Pankreas	5 (+5 pro Arzt bzw. Ärztin)	10	10
Stammzelltransplantation	12 ± 2 (10-14)	25	25
Kniegelenk-Totalendoprothesen (Knie-TEP)	-	50 (pro Betriebsstätte)	50
Koronarchirurgische Eingriffe	nicht definiert	nicht definiert	nicht definiert
Versorgung von Früh- und Neugeborenen mit geringem Geburtsgewicht	-	-	14

Bei den komplexen Eingriffen am Organsystem Pankreas und Ösophagus mussten Kliniken zunächst je fünf Eingriffe pro Arzt bzw. Ärztin und pro Jahr erbringen, um diese Eingriffe weiter durchführen zu dürfen. Für die drei Arten von Transplantationen galten ab 2004 Mindestmengen in unterschiedlicher Höhe. Die koronarchirurgischen Eingriffe wurden zwar in den Katalog mit aufgenommen, jedoch bis heute keine konkrete Mindestmenge festgelegt. Da die ab dem Jahr 2004 gültigen Mindestmengen relativ gering waren, ging von ihnen kaum eine Veränderung der Patientenströme bzw. der Ergebnisqualität aus. Daraufhin wurden, im Anschluss an ein Expertenhearing, Ende 2005 alle Mindestmengen angehoben und bei den Ösophagus- und Pankreaseingriffen die Menge pro Arzt abgeschafft. Darüber hinaus wurde eine Mindestmenge für Knie-TEP von 50 Eingriffen pro Jahr und Betriebsstätte ab 2006 eingeführt. Im August 2008 hat das Institut für Qualität und Wirtschaftlichkeit im Gesundheitswesen (IQWiG) im Auftrag des G-BA einen Abschlussbericht zum Thema „Zusammenhang zwischen Leistungsmenge und Ergebnis bei der Versorgung von Früh- und Neugeboren mit sehr geringem Geburtsgewicht" vorgelegt. Aus diesem geht ein deutlich positiver Zusammenhang zwischen der Anzahl der behandelten Früh- und Neugeborenen und der Ergebnisqualität hervor. Daraufhin wurde der Katalog am 17. Dezember 2009 um eine Mindestmenge in diesem Versorgungsbereich ergänzt, was sowohl von den relevanten Fachgesellschaften, Patientenvertretern und den gesetzlichen Krankenkassen befürwortet wurde (Böcker 2009, S. 40 f.).

In Anlage 2 zur Mindestmengenvereinbarung werden die allgemeinen Ausnahmetatbestände aufgelistet. Dort ist die Nichtanwendung des Mindestmengenkatalogs bei Notfällen und Gefährdung der flächendeckenden Versorgung vorgeschrieben. Daneben können Übergangszeiträume beim Aufbau neuer Leistungsbereiche bzw. personeller Neuausrichtung bestehender Leistungsbereiche berücksichtigt werden.

2.3. Begleitforschung zur Mindestmengeneinführung und deren Auswirkungen

Die wissenschaftliche Begleitung der Mindestmengenregelung wurde bereits in der ersten Fassung der Mindestmengenvereinbarung, vor dem Hintergrund potentiell negativer Auswirkungen und einer inkonsistenten Studienlage, verankert. Daraufhin hat der G-BA einem Konsortium aus drei Düsseldorfer Forschungsinstituten im Dezember 2005 den Auftrag erteilt, eine Evaluation zu den Auswirkungen der Mindestmengen durchzuführen, die zwei Jahre später veröffentlicht wurde. Die Zielfragestellungen umfassten die Umsetzung der Mindestmengenvereinbarung von 2004 bis 2006 und deren Auswirkungen auf die Ergebnisqualität, auf die Struktur der Patientenversorgung und in den Krankenhäusern.

Als Datengrundlage dienten die verpflichtenden Krankenhausqualitätsberichte, in denen gemäß § 6 der Mindestmengenvereinbarung alle Krankenhäuser ihre mindestmengenrelevanten Eingriffe dokumentieren und veröffentlichen müssen. Diese Datengrundlage wurde durch zwei schriftliche Primärerhebungen an den betroffenen Krankenhäusern ergänzt, um die Auswirkungen dort erheben zu können. In Kooperation mit der Bundesgeschäftsstelle Qualitätssicherung (BQS) und dem Institut für das Entgeltsystem im Krankenhaus (InEK) war es darüberhinaus möglich, Daten zur Qualität und Abrechnung auszuwerten.

Die Begleitforschung kam anhand der Daten aus den Qualitätsberichten für das Berichtsjahr 2004 zu dem Ergebnis, dass bundesweit 485 (28,4 %) von 1.710 Akutkrankenhäusern mindestens einer Mindestmenge unterlagen. Die fünf im Jahr 2004 geltenden Mindestmengen betrafen 23.128 Fälle. Laut dem Statistischen Bundesamt entspricht diese Fallzahl 0,14 % aller 16,8 Mio. stationären Behandlungsfälle im ersten Jahr nach Einführung der Mindestmengenvereinbarung. Davon wurden 736 Fälle (3 % aller Mindestmengenfälle) in Krankenhäusern behandelt, deren entsprechende Abteilung 2004 nicht die Mindesteingriffszahl erreicht hat. Zum Teil stark abweichende Ergebnisse ergaben sich aus den Befragungsdaten der Krankenhäuser und den Abrechnungsdaten des InEK, da in den Datenquellen der Umfang einzelner Mindestmengen anders definiert war. Für die seit 2006 geltende Mindestmenge zu Knie-TEP kamen alle drei verfügbaren Datenquellen zu dem Ergebnis, dass ca. 1.000 Krankenhäuser mit ca. 125.000 Eingriffen betroffen waren.

Die Rate der Krankenhäuser, die tatsächlich aufgrund einer nicht erreichten Mindestmenge aus der Versorgung ausgeschieden sind, war niedriger als erwartet. Hierbei spielen die geltend gemachten Ausnahmetatbestände „Notfalleingriff" sowie „personelle" und „organisatorische Neuausrichtung des Krankenhauses" die Hauptrolle. Durch die Krankenhäuser in der Krankenhausbefragung wurde außerdem angegeben, dass von Seiten der Kostenträger nur in ca. der Hälfte der Fälle die Unterschreitung in den Verhandlungen thematisiert wurde und eine Kostenübernahme meistens erfolgte.

2.3.1. Auswirkungen auf die Ergebnisqualität

Die Auswirkungen auf die Ergebnisqualität konnten allein anhand der Qualitätsindikatoren zur Knie-TEP untersucht werden, die im Rahmen der Qualitätssicherung durch die BQS erhoben wurden. Klinische Daten zur Ergebnisqualität der anderen fünf Mindestmengen gab es im Evaluationszeitraum bis Mitte 2007 nicht.

Die Bewertung der Ergebnisqualität bei Knie-TEP erfolgte anhand der drei Variablen „postoperative Wundinfektion", „Wundhämatom/Nachblutung" und „postoperative Beweglichkeit". Bei den ersten beiden Variablen konnte eine Reduktion in den ersten beiden Jahren nach Einführung der Mindestmengenvereinbarung nachgewiesen werden. Diese Verbesserung konnte jedoch nur bei der ersten Variable zum Teil auf die Auswirkung der Mindestmengenvereinbarung zurückgeführt werden. Hier wurde davon ausgegangen, dass Krankenhäuser die die Mindestmenge von 50 Eingriffen erfüllten, bessere Ergebnisse erzielten als jene, die die erforderliche Mindestmenge nicht erreicht hatten. Der letzte Indikator „postoperative Beweglichkeit" konnte wegen fehlender Daten nicht ausgewertet werden.

Zusammenfassend ist hier anzumerken, dass für die Untersuchungen der Ergebnisqualität sowohl Daten als auch notwendige Qualitätsindikatoren weitgehend gefehlt haben. Mit nur einem vorliegenden validen Indikator zur Behandlung von Knie-TEP, konnte keine umfassende Beurteilung der Qualitätsauswirkung der eingeführten Mindestmengen erfolgen.

2.3.2. Auswirkungen auf die Versorgungsstruktur

Die Auswirkungen auf die Versorgungsstruktur waren je nach Mindestmenge unterschiedlich. Zudem nahm die Anzahl der vor Einführung der Mindestmengenvereinbarung bestehenden Krankenhäuser neben den Mindestmengen selbst Einfluss auf die strukturellen Wirkungen. Die Anzahl der Krankenhäuser, die Leistungen in den durch Mindestmengen regulierten Bereichen erbrachten, stimmten nicht mit den Versorgungsebenen überein. Die Transplantationen waren mit bundesweit ca. 25 bis 100 Krankenhäusern auf der Maximalversorgungsebene angesiedelt. Daneben waren 300 bis 500 Krankenhäuser, die Ösophagus- und Pankreaseingriffe erbrachten auf der mittleren Ebene einzuordnen. Die rund 1.000 Krankenhäuser, die Knie-TEP durchführten sind überproportional auf der Grundversorgungsebene vertreten.

Exemplarisch konnten mögliche Auswirkungen auf die Versorgungsstruktur anhand der Ösophaguseingriffe dargestellt werden. Obwohl deutliche Unterschiede zwischen den einzelnen Datenquellen vorlagen, haben im Jahr 2004 durchschnittlich ca. 40 % und im Jahr 2006 ca. 60 % aller Krankenhäuser diese Mindestmenge nicht erreicht. Daneben ist aus den Qualitätsberichtsdaten eine Entwicklung hin zur Versorgung auf der Maximalversorgungsebene zu erkennen, da es größeren Krankenhäusern mit 600 und mehr Betten leichter fällt, diese Mindestmenge zu erreichen. Für die Erreichbarkeit und damit flächendeckende Versorgung wurde angenommen, dass sich ab 2006 die Entfernung zum nächsten Krankenhaus, das die Leistungszahl voraussichtlich erreicht, im Bundesdurchschnitt von 25 auf 35 km erhöht. Die Frage, ob damit die flächendeckende Versorgung noch gewährleistet ist, konnte bis zur Auswertung der Begleitforschung nicht beantwortet werden, da es keine konkreten Anhaltspunkte gab, was flächendeckende Versorgung konkret bedeutet.

Die Prognosen zeigten, dass es bei den ohnehin hoch zentralisierten Transplantationen geringe Veränderungen der Erreichbarkeit gibt. Bei den an vielen Krankenhäusern durchgeführten, eher selteneren komplexen Eingriffen am Ösophagus und Pankreas entsteht schnell eine Zentralisierungstendenz, durch die bei geringer Mindesteingriffszahl allerdings zunächst mehr Leistungserbringer und weniger Fälle betroffen sind. Bei den häufig anfallenden und in vielen Häusern vorgenommenen Knie-TEP hätten zunächst nur geringe Auswirkungen auf die Erreichbarkeit feststellbar sein sollen.

Dass sich Auswirkungen im Versorgungsalltag nicht von Beginn an gezeigt haben, lag an der stufenweisen Umsetzung der Mindestmengenvereinbarung in der Praxis (Blum u.a. 2009, S. 107 ff.). Die Mindestmengenregelung wurde in den ersten zwei Jahren nach Einführung eher flexibel gehandhabt. Das heißt, dass Krankenhäuser die die jeweilige Mindestmenge nicht erreicht haben, überwiegend nicht aus der Versorgung des entsprechenden Eingriffs ausgeschieden sind und die Versorgungsstruktur dadurch nicht einschneidend verändert wurde. Diese Entwicklung ist vor allem auf die möglichen Ausnahmetatbestände zurückzuführen (Blum u.a. 2007, S. 651). Darüberhinaus können die ohnehin geringen Eingriffszahlen in der Mindestmengenvereinbarung ab 2004 genannt werden sowie Fallzahlsteigerungen und Kliniken, die im Vorjahr keine entsprechenden Leistungen erbracht hatten und somit neu hinzukamen.

2.3.3. Auswirkungen auf die Krankenhäuser

Ebenfalls am Beispiel der Mindestmenge „komplexe Eingriffe am Organsystem Ösophagus" sollen einige Auswirkungen aus Sicht der Krankenhäuser in Anlehnung an die Krankenhausbefragungen 2006 und 2007 beschrieben werden. Zur Auswertung der Befragungsdaten soll an dieser Stelle nur gesagt werden, dass alle Krankenhäuser mit unter 300 Betten, die diese Leistung erbrachten angeschrieben und alle Krankenhäuser mit über 300 Betten nur stichprobenartig befragt wurden.

Nach den bisherigen Auswirkungen der Mindestmengenvereinbarung gefragt, gaben die Krankenhäuser die aus der Versorgung ausgeschieden sind, kaum Auswirkungen auf die Fallzahlen in anderen Leistungsbereichen an. Im Vordergrund stand lediglich der Imageschaden, der aus dem Versorgungsausschluss resultieren könnte. Auf der anderen Seite berichtete die Mehrzahl der Krankenhäuser, die weiter an der Versorgung teilnahmen, keine spezifischen Effekte durch die Mindestmengenregel. Rund ein Fünftel dieser, führte Fallzahlsteigerungen auf die Mindestmengenregelung zurück und betonte die verbesserte Wettbewerbsposition und Außendarstellung. Die durchweg eher positiven Aussagen der Krankenhäuser in Hinblick auf die Mindestmengen können darauf zurückgeführt werden, dass die Umsetzung der Mindestmengenvereinbarung als dynamischer Prozess gestaltet werden konnte und kein plötzlicher Einschnitt in die Versorgung war.

Grundsätzlich spricht sich ein Drittel der Befragungsteilnehmer für die Abschaffung der Mindestmengenregelung aus und über die Hälfte für eine Beibehaltung (Blum u.a. 2009, S. 114 ff.). Darüber hinaus berichteten weder die befragten Krankenhäuser noch die ebenfalls zu den Auswirkungen befragte Ärztekammer von spürbaren Auswirkungen auf die ärztliche Weiterbildung (Blum u.a. 2008, S. 893).

2.3.4. Beurteilung und Empfehlungen zur Weiterentwicklung

Auf Grundlage der Ergebnisse der Begleitforschung ist eine Beurteilung des Für und Wider der Mindestmengen im stationären Krankenhausbereich unter qualitätssichernden Gesichtspunkten nicht möglich. Eine wissenschaftlich fundierte Aussage zur Angemessenheit der bisher eingeführten Mindestmengen konnte nicht getroffen werden, da die Mindestmengen nicht umfassend umgesetzt wurden und eventuelle Auswirkungen auf die Krankenhäuser und die Ergebnisqualität somit nur im Ansatz messbar waren.

Die Institute, die mit der Begleitforschung beauftragt wurden, sind daher der Meinung, dass wissenschaftlich fundierte Ergebnisse in Zukunft nur mit einer auf Qualitätsindikatoren basierenden begleitenden Forschung erzielt werden können. Dazu sollten wesentliche Evaluationsgrößen (Ergebnis- und Erreichbarkeitskriterien, auch unter Beachtung geschlechts- und schichtspezifischer Effekte) prospektiv definiert und eine weitere Beobachtung der Mindestmengen vom G-BA im Rahmen des § 137 b SGB V veranlasst werden (Blum u.a. 2009, S. 105 ff.). Diese sollte sowohl die Vorhersage möglicher Effekte geplanter Mindestmengenregelungen auf die Versorgung als auch die Untersuchung von Effekten umgesetzter Mindestmengenregelungen auf die Leistungserbringung und Ergebnisqualität beinhalten (Blum u.a. 2008, S. 894). Auf die konkreten Empfehlungen zum Umgang mit den bestehenden Mindestmengen wird an dieser Stelle nicht weiter eingegangen, da diese nach Aussage der Forscher nicht wissenschaftlich fundiert sind und nur als Diskussionsanregungen dienen sollen.

Mindestmengen als politisches Regulierungsinstrument

Ohne Zweifel fixiert die Politik eine Konzentration der Angebotsstruktur im Bereich der Krankenhauslandschaft an, indem sie bestimmte Mechanismen für eine Stärkung der Wirtschaftlichkeit und Qualitätssicherung einsetzt. Die Mindestmengenregelung für die stationäre Versorgung im Krankenhaus unterstreicht diesen Effekt. Somit dienen Mindestmengen neben ihrer Funktion als Qualitätsinstrument, vor allem als politischer Regulierungsmechanismus. Damit kein Nachteil für die Bevölkerung im Zuge der Zentralisierung bestimmter Krankenhausleistungen entstehen kann, wird über Ausnahmetatbestände geregelt, dass die jeweilige Mindestmenge keine Geltung entfacht, wenn die zuständige Landesbehörde eine Gefährdung für die flächendeckenden Versorgung feststellt. Damit zieht der Gesetzgeber den Sicherstellungsauftrag der Länder nach vorne und stellt die Qualität hinten an (Bruckenberger 2006, S. 95 f.).

Nach dem Wortlaut des § 137 Abs. 3 Satz 1 Nr. 2 sollen Mindestmengen jedoch ausschließlich der „Qualitätssicherung" dienen. Ob der Gesetzgeber mit der Mindestmengenvereinbarung tatsächlich die Qualität oder andere Ziele im Vordergrund sieht, wird heftig und kontrovers diskutiert (Schimmelpfeng-Schütte 2006, S. 631). In jedem Fall können Mindestmengenregelungen nur einen kleinen Beitrag zur Qualitätssicherung in der stationären Krankenhausversorgung neben anderen Mechanismen leisten. Böcker ist dennoch der Meinung, dass zu erwarten ist, dass Mindestmengen im stationären Bereich in Zukunft eine deutlich größere Rolle spielen, da sie als Voraussetzung für eine belastbare und aussagekräftige Ergebnisqualitätsmessung angesehen werden können (Böcker 2009, S. 41).

QUELLENVERZEICHNIS

Blum, Karl u.a.: "Macht's die Menge? Mindestmengen im Krankenhaus: Zwischenergebnisse der wissenschaftlichen Begleitforschung." Krankenhaus Umschau. Heft 7 (2010). S. 651-654

Blum, Karl u.a.: "Spezialisierung und Mindestmengen – Qualität im Aufwind?" Auswirkungen der DRG-Einführung in Deutschland. Standortbestimmungen und Perspektiven. Hrsg. Hensen, Peter; Rau, Ferdinand und Roeder, Norbert. Stuttgart: W. Kohlhammer, 2009. S. 105-118

Blum, Karl u.a.: "Umsetzung und Auswirkungen der Mindestmengen: Ergebnisse der Begleitforschung." Deutsches Ärzteblatt 105. Heft 51-52 (2008). S. 890-896

Böcker, Arnold: "Renaissance der Mindestmengen? Sie werden für eine belastbare Messung der Ergebnisqualität immer wichtiger." KU Gesundheitsmanagement Heft 7 (2009). S. 40-41

Bronner, Dorothea: "Der Gemeinsame Bundesausschuss und die Gesundheitsreform 2007: Auch künftig Organ der Selbstverwaltung." Gesundheitsreform 2007. Nach der Reform ist vor der Reform. Hrsg. Wolfgang Schroeder und Robert Paquet. Wiesbaden: VS Verlag für Sozialwissenschaften, 2009. S. 211-221

Bruckenberger, Ernst; Klaue, Siegfried und Schwintowski, Hans-Peter: Krankenhausmärkte zwischen Regulierung und Wettbewerb. Berlin: Springer, 2006

Busse, Reinhard und Velasco-Garrido, Marcial: "Förderung der Qualität in deutschen Krankenhäusern? Eine kritische Diskussion der ersten Mindestmengenvereinbarung". Gesundheits- und Sozialpolitik Heft 5-6 (2004). S. 10-20

Flintrop, Jens und Gerst, Thomas: "Gemeinsamer Bundesausschuss: Mit Macht ins Zentrum." Deutsches Ärzteblatt 107. Heft 5 (2010). http://www.aerzteblatt.de/archiv/67580/, Zugriff am 10.05.2010

Gemeinsamer Bundesausschuss (Hrsg.): Vereinbarung des Gemeinsamen Bundesausschusses gemäß § 137 Abs. 1 Satz 3 Nr. 3 SGB V für nach § 108 SGB V zugelassene Krankenhäuser (Mindestmengenvereinbarung). Berlin: 2009

Gemeinsame Selbstverwaltung (Hrsg.): Vereinbarung gemäß § 137 Abs. 1 Satz 3 Nr. 3 SGB V - Mindestmengenvereinbarung -. 2003

Geraedts, Max: Evidenz zur Ableitung von Mindestmengen in der Medizin. Hrsg. Heinrich-Heine-Universität. Düsseldorf: 2003

Hansis, Martin: Grundlagen eines Vertrags zu „Mindestmengen" nach § 137 Absatz 1 Satz 3 Nummer 3 SGB V. Hrsg. Medizinischer Dienst der Spitzenverbände der Krankenkassen e.V. Essen: 2004

Kassenärztliche Bundesvereinigung (Hrsg.): Qualitätsbericht. Ausgabe 2009. Berlin: 2009

Kern, Susanne: Case Management. Lehrveranstaltung 6. Semester. Kempten: 2010

Rathmann, Wolfgang und Windeler Jürgen: Zusammenhang zwischen Behandlungsmenge und Behandlungsqualiät. Evidenzbericht. Hrsg. Medizinischer Dienst der Spitzenverbände der Krankenkasse e.V., Fachbereich Evidenz-basierte Medizin. Essen: 2002

Schimmelpfeng-Schütte, Ruth: "Rechtliche Bewertung der Festlegung von Mindestmengen" MedR. Heft 11 (2006). S. 630-633

Sozialgesetzbuch. Hrsg. C. H. Beck oHG. 35. vollständig überarbeitete Auflage. Nördlingen: Deutscher Taschenbuch Verlag, 2008

ABKÜRZUNGSVERZEICHNIS

BÄK	Bundesärztekammer
BQS	Bundesgeschäftsstelle Qualitätssicherung
Carotis-TEA	Carotis-Thrombendarteriektomie
DKG	Deutsche Krankenhausgesellschaft
DPR	Deutscher Pflegerat
FPG	Fallpauschalengesetz
G-BA	Gemeinsamer Bundesausschuss
GKV	Spitzenverbände der gesetzlichen Krankenversicherung
GMG	GKV-Modernisierungsgesetz
InEK	Institut für das Entgeltsystem im Krankenhaus
IQWiG	Institut für Qualität und Wirtschaftlichkeit im Gesundheitswesen
KBV	Kassenärztliche Bundesvereinigung
KHEntgG	Krankenhausentgeltgesetz
KHG	Krankenhausfinanzierungsgesetz
Knie-TEP	Kniegelenk-Totalendoprothese
KZBV	Kassenzahnärztliche Bundesvereinigung
MDS	Medizinischer Dienst der Spitzenverbände der Krankenkassen e.V.
OPS	Operationen- und Prozedurenschlüssel
PKV	Verband der privaten Krankenversicherung
PTCA	Perkutane Transluminale Coronare Angioplastie
VdAK	Verband der Angestellten-Krankenkasse e.V.